TRAITEMENT

MÉTHODIQUE,

UNIQUEMENT VÉGÉTAL,

Des maladies Vénériennes, Leucorrheuses
(dites Pertes blanches), Laiteuses, Vermineuses, Psoriques, telles que les Gales,
Raches, Dartres et autres maladies de la
peau.

BIBLIOTHEQUE ROYALE

Les Exemplaires exigés par le Décret du 5 février 1810 ont été déposés.

Chaque Exemplaire sera signé par l'Auteur.

TRAITEMENT MÉTHODIQUE, UNIQUEMENT VÉGÉTAL,

Des maladies Vénériennes, Leucorrheuses (dites Pertes blanches), Laiteuses, Vermineuses, Psoriques, telles que les Gales, Raches, Dartres et autres maladies de la Peau; traitement pratiqué depuis près de cinquante ans,

Par le Docteur Léopold POLI DE BLANCHET,

Médecin consultant, de la classe des anciens Médecins exer-çant à Paris, ancien Inspecteur général pour les remèdes secrets, actuellement domicilié et exerçant la Médecine à Lyon depuis plusieurs années.

L'Hyppocrate Romain a dit que la médecine se trouve par-tout.
Medicina nusquàm non est.
CELSE...

Prix 1 fr. ; *et* 1 fr. 25 c. *par la poste.*

A LYON,

Chez
{ L'AUTEUR, rue des Augustins, n.º 95 ;
YVERNAULT et CABIN, Libraires de l'Aca-démie, rue St-Dominique, n.º 64.

ET A PARIS,

Chez BRUNOT-LABBE, quai des Augustins.

1810.

AVANT-PROPOS.

UNE volonté spontanée a déterminé depuis long-temps le Docteur Poli de Blanchet à publier son système végétal pour la guérison des maladies Vénériennes, Leucorrheuses (dites Pertes blanches), Vermineuses, Psoriques, etc. Une maladie grave l'empêcha d'achever son ouvrage; mais à peine sorti de convalescence, il s'en occupa ; et au moment de l'impression, il paraît qu'un sentiment précurseur a devancé les intentions du grand Monarque, *décret du 18 août 1810.* Ce motif, aussi grand que le bien de l'humanité, prouvera à S. M. que les plus humbles de ses sujets sont disposés à seconder ses vues bienfaisantes.

PRÉFACE.

Émettre un nouveau système pour la guérison, sans mercure, des maladies Vénériennes, et préparer les esprits à des vérités nouvelles, c'est heurter contre la majorité prononcée pour l'usage de ce demi-minéral; c'est combattre les préjugés; c'est, en un mot, vouloir renverser les idées : or, on doit s'attendre à des contradictions, puisque la prétendue spécificité exclusive du mercure est attaquée; mais, comme a dit fort bien M. Peyrilhe, docteur en médecine, et professeur royal de chimie et de botanique, *si le mercure ne guérit qu'en excitant un mouvement fébril, et en soutenant ce mouvement pendant un espace de temps proportionné à la ténacité de l'épaississement vénérien, toute substance qui produira ce mouvement guérira comme lui.* D'après cette vérité incontestable, l'avantage restera pour le système végétal, puisque celui-ci n'entraîne pas des désordres comme le mercure : au reste, si on compulse la médecine moderne, et sur-tout la chimie, celle-ci a mis à contribution la nature entière, et en a obtenu les plus belles découvertes, telles que la décomposition de l'air; et pour les maladies syphillitiques, les préparations sulfuriques, vitrioliques, et l'oxigène, sans omettre les alkali

volatils ; et, pour la guérison des
fièvres, quelques médecins, des préparations arsenicales. Eh bien, toutes
ces découvertes sont postérieures à
celles du docteur Poli de Blanchet,
qui, fort d'un côté, par cinquante
ans d'exercice en médecine, par l'expérience de sa méthode ; de l'autre,
effrayé par l'image affreuse des ravages
du mercure, s'est déterminé à offrir au
public les fruits de ses longs travaux,
et à en publier l'usage et les préparations : c'est atteindre un double but ;
le premier, d'être utile à l'humanité ;
l'autre, de remplir les vues du HÉROS
qui nous gouverne. Le médecin Poli
de Blanchet sera satisfait si l'homme
souffrant l'adopte. Enfin, que d'autres

Médecins parviennent à mieux faire, il verra sans envie et sans critique l'avancement d'une science, la première et la plus utile à l'humanité.

Experientia facit Doctum.

INTRODUCTION.

LES maladies vénériennes et vermineuses sont si répandues dans le monde, qu'à bien examiner, il n'y a guère de palais ni de cabane où l'on ne trouve quelque chose de leur caractère et de leur impression. Ces vérités ont fixé les regards du docteur Poli de Blanchet, et l'ont déterminé à examiner le caractère de ces maladies, et leurs suites facheuses , mais plus encore les ravages affreux produits par l'usage des remèdes mercuriaux mis en pratique sous différentes formes : c'est ici qu'on peut appliquer le proverbe, *du remède pire que le mal.*

Ecoutons ce qu'a dit du mercure un médecin fameux, M. Barou : « L'embarras n'est pas toujours de trouver des remèdes efficaces contre certaines maladies opiniâtres ; la principale difficulté consiste à en trouver dont l'usage n'entraîne pas après eux des suites facheuses : quelque efficace que soit le sublimé corrosif, (car nous voulons bien supposer que sa vertu mérite les éloges qu'on lui donne), la médecine-pratique a-t-elle à se féliciter de son adoption ? car s'il nous vend la guérison aux prix des inflammations et des ulcérations sourdes des viscères, de la cachexie, de la phthisie, du marasme, etc. c'est payer bien cher ses bienfaits. » Ce non moins éclairé que sage médecin, ajoute : « Nous conviendrons que ces pernicieux effets, ces ravages extrêmes, tant reprochés au sublimé, ne sont pas inséparables de son usage. Nous avouerons même que les individus flegmatiques n'en sont presque jamais sensiblement incommodés, mais que ses partisans avouent aussi de leur côté, en se rendant à l'expérience, que les personnes sanguines et très-irritables, les bilieux, les mélancoliques en reçoivent toujours des impressions fâcheuses, et quelquefois des secousses funestes, et qu'ils n'y trouvent que très-rarement l'entière guérison. Ajoutons même à cela que le sublimé ne montre que peu ou point d'efficacité contre les maladies vénériennes récentes. »

Ces ravages ont conduit le médecin Poli de Blanchet à se consacrer totalement à l'étude des végétaux propres à épurer le sang et nos fluides des contagions syphillitiques, vermineuses, etc. Eh ! pourquoi douter de l'efficacité de ces plantes dont le créateur suprême les a douées ; des plantes qui sont la seule médecine de la grande majorité des hommes des mondes connus , ainsi que des animaux ; qui , par leurs effets, guérissent et ne laissent aucune suite facheuse ? Pourquoi enfin vouloir absolument préférer et exclusivement ce seul minéral déguisé de tant de manières , aux richesses bienfaisantes du vaste règne végétal ? c'est trancher la question et juger sans examen ; car on attaque ici seulement la prétendue spécificité exclusive du mercure , sans exclure ce demi-métal de la classe des autres atténuans ; parce qu'enfin , comme dit le docteur Peyrilhe , professeur en chimie , *deux grands hommes , Boerhaave et Astruc , sont morts sans avoir pu fixer le degré de bonté que l'on veut accorder au mercure , et c'est ce qui est encore incertain.* Lorsque les vraies richesses de l'art consistent dans la diversité et dans les combinaisons des productions qu'on voit briller dans la nature végétale , vouloir se borner à la spécificité exclusive du mercure , c'est vivre dans une austère disette au milieu de l'abondance. Les mercurialistes supposent que ce demi-métal a des propriétés occultes , supposition que le même docteur

Peyrilhe et bien d'autres regardent comme une chimère, et alors on semblerait être dispensé de la combattre ; cependant il y a des chimères qui passent pour des vérités, qu'on accueille comme telles, qu'on protége, qu'on défend, et celle-ci est de ce nombre : or, il convient de la détruire.

Finalement, malgré l'abondance des richesses végétales, Berenger de Carpy hasarda le premier d'employer le mercure pour les maladies vénériennes ; cela lui procura une fortune immense, et il fit de nombreux prosélytes, parmi lesquels Mathioli adopta le précipité rouge, Barberousse le mercure cru en pilules ; d'autres, le mercure doux, la panacée mercurielle, le mercure violet, le précipité blanc, la solution de mercure, le cinabre, et d'autres les frictions ou les fumigations, le sel mercuriel, qui n'est que le sublimé-corrosif ; toutes ces préparations ont trouvé des approbateurs même chez les médecins les plus illustres.

Keisser a basé ses dragées, de sublimé-corrosif ; Gardane, appuyé par Van-Swieten, a prétendu rendre ce même sublimé supérieur à tout autre anti-vénérien ; Algarotti et Goderneau ont été des propagateurs du mercure : qu'en est-il résulté ? des désordres sans nombre. Par exemple, entre tant d'autres, on citera la lettre du professeur Gilbert, (*Journal de Paris*, 19 *janvier* 1810) où il dit, que de vingt aliénés conduits à Charenton, le père Edem a remarqué qu'il y en avait dix-neuf qui avaient été soumis à des traitemens mercuriels. On citera encore celui d'une courtisane célèbre par l'éclat de sa beauté ; tout fut éclipsé quand elle eut subi le traitement mercuriel , et on reculait d'horreur à la vue de cette métamorphose ; ses yeux, jadis si brillans, n'avaient plus d'éclat ; un teint pâle avait remplacé celui de lis et de roses ; son haleine n'était plus qu'une vapeur pestiférée ; et sans chercher ailleurs, combien de braves militaires auraient été conservés sous les étandards de l'héroïsme, sans la faulx du mercure : tels sont souvent les effets ou les suites de ce demi - métal aussi funeste qu'infructueux, ce qui fréquemment engage ses partisans à avoir recours aux vegétaux, séparément ou par traitement mixte ; d'ailleurs, aucun praticien ne peut mettre en doute que certains tempéramens résistent à l'usage du mercure, sans qu'il produise aucun effet médical, et que ces mêmes individus trouvent leur guérison dans les végétaux ; finalement, que beaucoup d'autres ne peuvent supporter aucune préparation mercurielle.

Le docteur Poli de Blanchet n'est pas le seul partisan des végétaux pour le traitement des maladies vénériennes ; il suffit de compulser l'histoire de ceux qui les adoptent, on y rencontre des noms célèbres, tels que Fernel, Paulmier, Rivière, Dulaurans, Ranchin, Devigo, Rondelet, Liébault-Sylvius, Mercurial, Campanelle et plusieurs autres ; sans doute ces hommes recommandables ont pesé les préceptes de leurs plus anciens devanciers ; ils ont trouvé que les maladies vénériennes existaient parmi les peuples de la plus haute antiquité ; qu'en Asie et en Afrique, comme dans quelques parties orientales de l'Europe, ces maladies étaient connues. Le témoignage même du célèbre docteur Swendiaur le confirme. *Introduction de son traité des maladies syphillitiques, édition de Paris*, 1809, dans laquelle ce savant cosmopolite rappelant le texte de la bible, au livre intitulé le Lévitique, chapitre 15, dit que le législateur des Israélites n'ignorait pas que son peuple était communément affecté de ces maladies, sans omettre Job et David. Le docteur Swendiaur nous cite encore des auteurs

Grecs,

Grecs, Arabes, Arabistes et Latins, tels qu'Hyppocrate, Celse, Juvénal, Martial, Diascoride, Scribonius - Largus, Pline, Gallien et autres, qui nous prouvent aussi que les Scythes, les Grecs, les Arabes, ainsi que les peuples de l'Indus, furent atteints des maladies vénériennes ; cependant aucun médecin de ces peuples ne connaissait l'usage du mercure, mais bien celui des végétaux. Sans doute que les peuples du Nouveau-Monde (*l'Amérique*) ont été dans la même ignorance. Au reste, pourquoi attribuer au seul retour en Europe de Christophe Colomb, l'introduction de ce funeste présent, lorsqu'il dominait dans d'autres parties de l'ancien monde ?

Une réflexion importante se présente. La narration historique que l'érudit docteur Swendiaur nous fait des maladies vénériennes des peuples de l'antiquité, et des remèdes végétaux dont on faisait usage, nous conduit à la persuasion que ce médecin n'est pas l'ennemi des traitemens végétaux, sur-tout lorsqu'on examine son même traité des maladies syphillitiques, où il paraît se borner à une administration médicale plutôt mixte qu'uniquement mercurielle : peut-être a-t-il voulu de contrarier l'habitude de la

B

majorité ; c'est le moyen de se concilier avec tous les partis.

Dans ce cahos ou conflit d'opinions , le docteur Poli de Blanchet resta imperturbable , et persévérant dans sa pratique du système végétal , il eut la double satisfaction d'avoir fait quelques prosélytes et de multiplier les guérisons. Cette réussite le détermina à soumettre son système à l'examen de la Commission-Royale de médecine , le 4 juin 1770 , et du premier médecin du Roi Louis XV. Le résultat fut l'obtention d'un diplôme que lui accorda , sans prescription de temps , non-seulement l'autorisation de l'administration méthodique de ces substances végétales , mais encore un brevet honorable pour l'inspection générale des remèdes secrets ; ce diplôme fut enregistré à la grande prévôté de France avec *committimus.*, le 8 juillet 1771.

Sous le règne de Louis XVI , le médecin Poli de Blanchet soumit encore sa méthode aux premiers professeurs de la faculté de Paris réunis en commission-royale , et composée de MM. Alleaume , de l'Assagne , Rollin, Andouillet , Dubois , Exilère , Bordenave , Sabatier , Gonovre , Hudet , Jamard , Terrafort , Mitonnar , la Martinière , premier

chirurgien du Roi, Delépine, doyen, et présidés par M. la Sonne, premier médecin du Roi. D'après l'examen de ces substances végétales et le rapport fait par M. Gabriel Delépine, doyen de la faculté de Paris, il en est résulté l'approbation unanime de l'aréopage médical, et par suite le brevet du Roi, du 4 juin 1776, signé Louis, et plus bas, le ministre Amelot : mais ajoutons encore ce qu'a dit le vénérable vieillard, M. Gabriel Delépine, dans une lettre amicale, adressée au docteur Poli de Blanchet, datée de Paris, le 11 août 1776 : « En rece-
» vant, Monsieur et très-honoré confrère,
» de vos nouvelles, qui m'ont fait beau-
» coup de plaisir, et les témoignages obli-
» geans d'une reconnaissance que je n'ai
» pas méritée, etc.

« Lorsque j'eus l'honneur de rendre
» compte à la Commission-Royale de mé-
» decine, de la composition de vos subs-
» tances végétales, j'ai moins compté vous
» obliger personnellement, que rendre ser-
» vice au public, en rendant un témoi-
» gnage favorable à votre excellent mé-
» lange, etc. »

J'ai l'honneur d'être,

Gabriel DELÉPINE, doyen.

B 2

Après tant de témoignages respectables,
que reste-t-il à faire au médecin Poli de
Blanchet ? 1.° Coopérer aux vues bienfaisantes d'un gouvernement réparateur, ten-
dantes à mettre à la portée de ses sujets
toutes découvertes ou méthode particulière
et utile, sous la promesse de récompense
aux auteurs qui pourront la mériter. Ce
n'est pas l'appât de cette promesse qui a
déterminé ce médecin à publier son système :
non, sans doute ; la première récompense
est dans son cœur, lorsqu'il est assuré du bien
qu'il peut faire à ses semblables, sur-tout,
en les arrachant aux serres de l'hydre mercuriel : sans doute, la critique s'armera
contre lui ; car il a été dit que parmi ces
mixtures végétales le mercure y est déguisé ;
maintenant cette assertion est détruite par la
publication de cet ouvrage.

Le docteur Poli de Blanchet ne cessera
de recommander à ceux qui voudront suivre sa méthode végétale, de s'adresser toujours à un homme de l'art pour la diriger,
si l'on veut obtenir le succès et éviter les
inconveniens, puisqu'il est prouvé, en médecine-pratique, que l'art du médecin consiste à agir ou à attendre pour l'administration des remèdes, autrement dit, à savoir

saisir le moment de l'à-propos , sans quoi les meilleurs remèdes employés à contre-temps, ou administrés trop tard, deviennent nuisibles ou sans effet, sur-tout dans la présente méthode , où il s'agit d'observer et de suivre les différentes nuances des maladies vénériennes et leurs complications avec les laiteuses, vermineuses , scorbutiques, psoriques, etc. sans quoi cette méthode salutaire, hors des mains des mêmes hommes de l'art, deviendrait un champ bannal dans celles des monstres qui veulent se mêler des remèdes pillés dans les dispensaires, ouvrages, ou ordonnances des médecins.

Le docteur Poli de Blanchet ne prétend pas d'aspirer à l'infaillibilité dans toutes les circonstances , car tout est incertain dans ce bas monde ; il est possible que dans le nombre il se trouve quelques tempéramens récalcitrans au système végétal , comme il s'en trouve en méthode mercurielle , qui conduisent les mercurialistes aux végétaux sudorifiques : mais l'avantage de la différence est triomphant ; car jamais le système végétal ne conduit à la dégradation physique de l'estomac , de l'économie nerveuse , à la puanteur d'haleine, enfin à la manie ou au marasme , etc.

B 3.

DESCRIPTION

DES

MALADIES VÉNÉRIENNES.

CE n'est pas un vain orgueil ni une admiration superstitieuse pour les auteurs anciens, et encore moins les prestiges de la nouveauté, mais un sentiment généreux envers l'humanité, qui a déterminé le docteur Poli de Blanchet à rendre publique sa méthode végétale pour le traitement des maladies syphillitiques, vermineuses, etc. Pour les maladies vermineuses, *voir son instruction au peuple, brochure in-8.º, Lyon, 1806, chez l'auteur et chez Dervieux, au cabinet littéraire, rue Saint-Dominique, dont deux exemplaires sont déposés à la bibliothèque Impériale.* C'est pour marquer sa reconnaissance au public qui l'honore de sa confiance, et pour lui prouver qu'il cherchera toujours à s'en rendre plus digne.

Les maladies vénériennes ne sont pas confinées dans une étroite limite territoriale comme *la Sweite* : habitantes de la terre peuplée des deux sexes, sur-tout en société, elles se sont répandues à l'infini. Ces afflictions dérivent du fruit d'un commerce impur, de la malpropreté, de la transmission héréditaire, des nourrices et des nourrissons nés dans ce vice, et même du contact ou de l'insertion du *mucus* vérolique, mais qui malheureusement, et trop souvent par une honte mal placée, empêche certaines personnes d'approcher de l'homme de l'art pour en recevoir de prompts secours. Alors la contagion vénérienne fait des progrès rapides, la santé est altérée, la progéniture viciée, et la source des jouissances les plus vives empoisonnée. Le virus vicie la lymphe et l'épaissit, il circule avec les autres fluides et finit par affecter les solides dégénérans en douleurs ostéocopes, artertiques, à ceux de la colonne épinale ; en exostose, en ankilose, en sinus ou *spina ventosa*, en caries, en hypersarcoses, ou excroissances, telles que les crêtes, condilômes, ragades, fics, choux, etc. ; enfin, en dartres, gale et éléphantiasi ou *lapra noira* ; en cophoses ou ophtalmies, en surdité, scorbut ; en ulcères à la gorge , en ptyalisme ou salivation épuisante , et quelquefois la chute de la voûte palatine ou d'une de ses parties , et finit par rendre le sujet rachitique ; alors l'anoxerie devient dominante.

Ce tableau est affligeant, il est vrai, comme il est vrai qu'il est moins fréquent, attendu que la propagation extraordinairement étendue de cette funeste maladie , et la différence des climats, peuvent en avoir atténué la fureur. Il y a cependant des cas remarquables.

Supposons une femme atteinte d'un vice contracté par un commerce impur avec un marin , infecté doublement du scorbut de mer , et du virus contracté avec des femmes africaines noires ; *cette maladie est désignée sous la dénomination de Pian.* Que cette même femme commerce ensuite avec d'autres , alors une propagation semblable tombe dans la cathégorie de l'affligeant tableau tracé plus haut , de même que l'individu procréé dans cette double infection. Eh bien ! encore dans des cas si extraordinaires , le traitement végétal dépuratif contenu dans cet ouvrage est d'une utilité marquante , puisqu'il divise et atténue les virus ; et ce qui démontre cette vérité , c'est les éjections qu'il produit,

Il a donc fallu au docteur Poli de Blanchet un travail constant et assidu pour surmonter tant d'obstacles , néanmoins sans prétendre à une célébrité exclusive. La réussite en est le fruit le plus précieux pour ce médecin , et il peut dire avec vérité qu'il ne suffit pas d'être doué d'une mémoire heureuse , de prêter une attention suivie à des préceptes lumineux pour acquérir la certitude de réussir , mais bien l'expérience et non les opinions si diverses et souvent contradictoires : citer celle du médecin Harstoker , (elle tend entr'autre à persuader que les vers occasionent tous les ravages qui arrivent dans les maladies vénériennes) certes , on doit la trouver extraordinaire , cependant l'opinion de ce docteur est que le virus vénérien n'est qu'un composé de vers ou de sabures vermineuses. D'autres médecins ont pensé de même ; c'est ce qu'on voit dans une thèse soutenue à Montpellier en juillet 1713 , qui a pour titre : *Lues veneres à vermibus.* Or , que reste-t-il à dire ? *experientia , experientia , experientia.*

Dans une matière si importante , on ne finirait pas si l'on voulait parcourir le grand cercle des opinions , des contraditions et

des observations ; mais pour abréger , le
docteur Poli de Blanchet passe à la description de sa méthode des différens traitemens ,
et à celle de la composition des substances
végétales qui la forment.

MÉTHODE.

MÉTHODE des traitemens suivant les symptômes apparens ou présumables, leurs caractères et leurs différences ; méthode toujours basée et restreinte aux substances végétales contenues dans le corollaire joint à cet ouvrage.

Traitement des gonorrhées bénignes, désignées par quelques auteurs blennorrhées ou gonorrhées habituelles : elles consistent dans un écoulement non naturel d'une matière puriforme, par l'urêtre, chez les hommes, et par l'orifice du vagin, chez les femmes. Dans de telles espèces, le premier remède est l'abstinence du coït, et des alimens salés ou altérans, comme des boissons fortes ; en même temps trois ou quatre verrées par jour d'une émulsion faite, suivant l'art, avec douze graines de citron et d'orange, six de citrouille, huit amandes douces dépouillées de leur pellicule, pour deux livres et demi d'eau commune ; cette émulsion doit être coupée à moitié d'une décoction faite avec quatre onces d'*herba muralis* ou pariétaire , pour deux livres d'eau.

L'usage des lotions et des bains de verge est indispensable , ils doivent être composés d'une décoction de mauves , fleurs et feuilles guimauve , fleurs et racines écrasées , une pincée de chaque ; graines de lin triturées , demi-once , le tout bouilli ensemble dans deux pots d'eau réduits à moitié ; souvent on coupe cette décoction par moitié avec du lait ; les femmes en feront fréquemment des lotions à la partie génitale , et des injections en cas que les titillations soient trop sensibles. *Nota.* On se sert aussi de cette préparation pour des bains de verge , dans les cas de phymosis ou paraphymosis : si l'écoulement continue , le malade se mettra à l'usage de trois ou quatre verres par jour de la tisane suivante , désignée sous le n.º 1 : Graines de chanvre et de lin écrasées , de chaque deux onces ; racines d'asperge , de fraisier et de réglisse , demi - once de chaque ; deux limons coupés par tranches , et une once *viola purpurea* ou violette de mars , les fleurs , le tout bouilli ensemble , pendant une heure , dans six livres d'eau.

Si le satyriasis ou érection est trop douloureux, on fera de fréquentes fumigations de lait , et par interruption , l'usage des lotions préindiquées : enfin on administrera le matin à jeun deux gros de baume du Canada , amalgamé de sucre et de réglisse en poudre fine , pour former un bolus , et on boira ensuite un verre de la tisane n.º 1. On pourra remplacer l'usage du baume du Canada par une once sirop de résimum , et encore mieux, s'il est possible , de celui de Calbas , délayé avec la tisane sus indiquée.

Dans les blennorrhagies ou gonorrhées virulentes, le traitement devient plus compliqué, et alors on aura recours au sirop ci-après décrit, sous le n.º 2, par gradation et à la dose , pour les adultes, depuis trois gros , matin et soir, jusqu'à une once ; cette gradation dépend de la sagacité du praticien qui l'administre, de la qualité du sujet ; chez les femmes enceintes, du terme de grossesse.

Composition du Sirop n.º 2.

Solanum scandens ou dulcamara , la douce-amère, quatre onces de la tige ; cicutaria ou persil d'âne , de la racine aussi quatre onces ; satyrium trifolium ou testicules de prêtre, deux onces de la racine, comme antispasmodique ; rhubarbe en nature et tri- turée, quatre onces ; saponaire, six onces ; bourrache fleurs et feuilles, huit onces ; nymphéa ou nenufar, de la racine coupée par tranche, six onces ; graine de chanvre triturée, quatre onces ; graine de lin écrasée, deux onces ; lapis sauvage ou racine de pa- tience, six onces ; capillaire du Canada, quatre onces ; écorce péruvienne grise ou quinquina, trois onces ; fleurs de safran oriental, une once ; plus quatre limons et autant de citrons de grosseur ordinaire, coupés par tranches ; graine de tanacetum ou tanaise écrasée, deux onces ; feuilles d'asarina, une once ; nielle bâtarde, de la graine écrasée, deux onces ; dictamé blanc trituré, deux onces ; scrofularia major, une once ; salsepareille, quatre onces ; aristo- loche ronde, de la racine concassée, trois onces ; lithospermen, le germil, ou herbe aux perles, cinq onces de la graine écrasée ; polypode de chaîne, trois onces ; camaléon blanc ou carline, deux onces ; le tout infusé pendant quarante-huit heures en un vase *obtus*, dans quatorze livres d'eau chaude, ensuite pour bouillir à feu lent jusqu'à consistance mucilagineuse ; alors, après colature et forte expression , remis au feu et à l'aide du sucre , former le sirop.

Nota. Total du poids des substances , hors les limons et les citrons , quatre livres quatorze onces poids de marc.

Dans les affections laiteuses , on substituera à la tisane n.º 1 , la suivante sous le n.º 3 , sans discontinuation du sirop n.º 2 , à la même dose , que l'on interrompra, si les circonstances l'exigent. Quelquefois on substituera à la tisane n.º 3 une autre tisane simple faite avec une poignée de feuilles de menthe sauvage ou *chevalina.*

Tisane anti-laiteuse , n.º 3.

Racine de patience sauvage , deux onces ; racine de roseau ou canne indigène , une once et demie ; une pincée de cerfeuil et deux pincées fleurs d'œillet de jardin , bouillis ensemble dans deux livres et demie d'eau commune , réduite par l'évaporation à un tiers , pour en prendre un verre de quatre en quatre heures : on fera fondre dans chaque verrée douze grains de magnésie , ou une petite cuillerée de sirop anti-scorbutique. Avec cette tisane on fera usage du sirop n.º 2 , divisant les distances de deux heures en deux heures , compris les repas.

Dans les leucorrhées, dites pertes blanches, on pratiquera, outre l'usage du sirop n.º 2, à des doses convenables, si ces pertes proviennent des fausses fonctions de l'estomac, de l'opiat suivant, désigné sous le n.º 4, composé de conserve de rose, une once; deux gros confections hyacinthe; yeux d'écrevisse en *trocis*, trois gros; teinture de castorée, vingt-quatre gouttes; et après l'amalgame, l'arroser d'eau de fleur d'orange pour en prendre à jeun d'un gros jusqu'à deux, et un léger déjeûner deux heures après; aux mêmes distances des repas, l'usage du sirop n.º 2; dans les intervalles, quelques verrées d'infusion de feuilles d'oranger, d'horminium ou orvale, et des fleurs d'ortie blanche.

Dans les différentes maladies psoriques, l'usage du sirop n.º 2, gradué et proportionné à l'âge et au tempérament, est très-efficace, conjointement à celui d'une tisane faite avec le fumeterre et la racine de patience, à la dose d'une once chaque par livre d'eau, et à la diminution d'un tiers par l'ébulition, pour prendre par jour en deux verres, qui fera à peu près la valeur d'environ cinq onces par verre; et en outre, de fréquentes lotions avec une forte décoction faite avec quatre onces de lichen epatica par chaque

livre

livre d'eau réduite à moitié par l'ébullition.

Reprenant le traitement principal des maladies syphillitiques, lorsqu'elles sont accompagnées de symptômes apparens, tels que l'engorgement des glandes anguinales y formant des bubons dits *poulains*, ainsi qu'aux aisselles et au col, il convient d'employer l'usage, outre le traitement interne, des remèdes externes, tels que les cataplasmes de mauves, guimauves, fleurs et feuilles ; racine de *dulcis radis*, ou réglisse bien écrasée ; fleurs de safran, herba muralis ou pariétaire, persicaria ou curage, les feuilles, de chaque une pincée : faire bouillir premièrement les racines dans un pot d'eau commune réduite à moitié, et ensuite y ajouter les fleurs et les feuilles pour réduire le restant du liquide au degré convenable, qu'on appliquera *loco-dolenti*, et répété de six en six heures.

Dans certain cas on pourra même substituer à ce cataplasme l'application tiède d'oignons blancs communs, ou ceux de lis cuits sous les cendres, et les répéter toutes les huit heures.

Lorsqu'on verra que les bubons auront acquis une certaine montuosité, ou un état flexible, on pourra en faire l'ouverture presque oblique, et ensuite les pansemens, suivant l'art, tels que le basilicum, les résolutifs, etc.; si les bubons démontrent des dispositions résolutives, alors on emploîra les emplâtres de ciguë, sans discontinuer l'usage intérieurement du sirop n.º 2 et de la tisane n.º 1.

S'il se déclare des ulcères au canal de l'urètre, il convient d'employer souvent les injections faites avec une légère décoction de quinquina, coupée par tiers de lait tiède : on lavera, on injectera fréquemment de la même décoction les chancres placés autour du prépuce, du gland, du frain ou le long de la verge ; car cela arrive fréquemment dans l'état des phymosis.

Il arrive souvent aussi que par l'imprudence du sujet en état gonorrhoïque, il s'expose à des exercices violens, tels que l'équitation, le cahotage trop dur en voiture, ou à des travaux trop pénibles, alors la matière puriforme qui avait cours auparavant chez les hommes par le canal, tombe en partie dans le *scrotum* et forme une tuméfication inflammatoire avec l'irritation très-douloureuse des cordons spermatiques, quelquefois même *empyocèle*, autrement dit suppuration.

Alors le repos, autant qu'il est possible, et l'usage des suspensoirs sont indispensables avec l'application des cataplasmes réitérés de six heures en six heures, composés de farines absorbantes, parties égales terre de coutelier, et la décoction de fleurs et feuilles de mauve, avec moitié lait.

Dans de tels momens de souffrance, où le sommeil est interdit, comme dans toute occasion où il s'agit d'établir du calme, il est convenable d'administrer quelques cuillerées d'un lok désigné sous le n.º 9, composé de deux onces d'huile d'amende douce, trois onces décoction mucilagineuse de graines de cachou, six gros sirop diacode, et trente gouttes baume du Canada.

Quant aux excroissances, telles que les crètes, ragades, condilomes, choux, poireaux, etc. il convient, si le traitement interne ne suffit pas, de les détruire par les caustiques, ligatures, strangulation, scarification ou cautérisation, suivant les méthodes ordinaires.

Pour règle générale, si on s'aperçoit au moment d'entreprendre le traitement d'un sujet affecté de maladies syphillitiques, où dans le cours du traitement, qu'il s'y manifeste des symptômes scorbutiques, on remplacera alors la tisane n.º 1 par celle n.º 5, composée de grande bardane et de raifort sauvage, les racines coupées par tranches, de chaque, deux onces ; d'aunée, une once, le tout bouilli dans huit livres d'eau commune, dans un vaisseau clos et réduit à moitié, pour en prendre une pinte par jour, édulcorée avec quatre gros de sirop de limons ; cette pinte doit être divisée en trois doses et éloignée de deux heures des alimens ; cependant sans discontinuer l'usage du sirop n.º 2.

Il arrive aussi complication du virus scrophuleux, appelé vulgairement humeurs froides, avec le syphillitique, complication qui exige, outre l'usage du sirop n.º 2, d'autres remèdes auxiliaires, comme on en a indiqué dans le cas scorbutique : car tous ces virus ont une affinité acide ; or, l'usage du sirop n.º 2 doit être constamment continué, mais alternativement à un jour d'intervalle ; celui des sucs épurés, tels que la chicorée sauvage, l'endive, l'agrimoine, le buglose, le pourpier et la pimprenelle, pour en prendre le matin à jeun, une once et demie, mêlés à deux onces d'eau distillée de laitue et de cerfeuil.

Le jour que les malades useront de ces

sucs , on substituera aux autres boissons indiquées, la suivante, désignée sous le n.º 6 ; eau seconde, sur une once de chaux, d'écaille d'huître bien filtrée , une livre ; on y ajoutera deux onces de lait et une once d'eau de fleur d'orange.

Si les symptômes se manifestent plus grièvement , on substituera à cette dernière boisson la tisane suivante, désignée sous le n.º 7 , composée de bois de genevrier et de buis rapé , de chaque deux onces ; deux gros d'anis trituré , six gros séné mondé, et quatre onces cloportes vivans , fermés dans un petit linge clair , le tout infusé ensemble pendant 48 heures, dans six livres d'eau bouillante , dans un vase bien luté et entretenu dans un calorique modéré, ensuite passé à l'étamine avec expression , pour en user trois verres par jour , alternativement avec le sirop n.º 2 , sauf à la prudence de l'homme de l'art qui a pour guide l'expérience contemplative , de diriger le traitement suivant la circonstance.

Lorsqu'enfin le virus syphillitique spécifique sera absorbé dans les solides et les fluides , lorsque ce venin aura affecté les membranes et les glandes muqueuses , même la prostate , lorsqu'il y aura accumulation de plusieurs espèces de virus vénériens ou psoriques, alors on remplacera la tisane n.º 4 par l'aposème sudorifique n.º 8, composé d'écorce péruvienne grise, d'adiantum ou cheveux de Vénus, de salsepareille, squine, gayac, salsafras, de chaque deux onces, macéré pendant vingt-quatre heures dans cinq livres d'eau commune, dans un vase luté ; retiré des cendres chaudes, y faire infuser une once bois de réglisse ratissé et deux gros sel de tartre, pour en prendre une pinte par jour, divisée en trois verres, et à certaine distance des alimens, le sirop n.º 2.

Avant de terminer ce chapitre syphilli-tique, et après avoir peint le tableau affreux et affligeant des maladies vénériennes, leurs suites et les terribles ravages du mercure, sur-tout lorsqu'il est administré en trop d'abondance, particulièrement aujourd'hui, devenu remède bannal dans les mains du premier venu, il convient de tracer aussi quelques lignes consolatrices pour la faiblesse humaine. Non, il n'arrive pas toujours que s'exposant à un commerce illicite avec une femme infectée, on contracte le vice syphillitique.

Il y a des tempéramens qui résistent à cette

communication. L'expérience nous prouve que la transmission n'est pas toujours certaine ; car, sur plusieurs personnes qui ont habité avec une femme malade, et *vice versâ*, celle-ci avec l'homme, les unes ont été plus affectées que les autres ; il en est qui n'ont rien ressenti même après plusieurs années.

Cependant le doute ou la crainte forment cette terreur panique qui affecte le moral, surtout lorsqu'on éprouve quelques petites excoriations aux parties génitales, ou une chaleur plus ou moins vive dans les voies urinaires, et quelque inquiétude dans le système sensuel.

Ces accidens peuvent être la conséquence d'une irritation locale ou instantanée, et ne pas dépendre d'un principe syphillitique : alors il y a des précautions à prendre et les premiers soins utiles seraient, lorsque l'estomac se trouve en état de vacuité, de prendre un ou plusieurs bains chauds, de provoquer quelque évacuation par l'usage des lavemens aux eaux émollientes, de boire amplement de la tisane délayante, telle que celle de chiendent, nitrée à huit grains par pinte.

Mais lorsqu'on ne le peut, à cause du mystère qu'on est obligé d'observer dans son ménage, on doit boire quelques bavarroises à l'eau, de l'orgeat, du thé léger ou de l'eau sucrée ; on peut encore faire usage de bouillons aux herbes potagères et quelques verrées de petit lait clarifié, nitré et édulcoré de sirop de violette.

S'il y a quelque excoriation superficielle aux parties génitales, des lotions légères d'eau vegéto-minérale, ou, au lieu, se servir d'eau sucrée animée d'un dixième d'eau-de-vie : au surplus, il est très-important d'éviter le trouble moral et de ne pas trop s'examiner, parce qu'il est d'observation qu'on se meurtrit par les recherches et les pressions, qu'on s'en impose à soi-même en se croyant plus malade qu'on ne l'est réellement.

Or, quand ces accidens ne sont pas entretenus par des principes syphillitiques, ils se dissipent assez ordinairement dans l'espace de quelques jours, plus ou moins ; autrement, après ce terme il faut avoir recours aux conseils de l'homme de l'art, et on verra qu'il conviendra que toutes les maladies étant influencées par des causes étrangères, il est nécessaire, en effet, que les mixtions et les proportions graduées des remèdes diffèrent suivant le principe des complications. Or, il y a complication de

causes quand à une maladie s'adjoignent
les symptômes d'une autre maladie. De là
découle la nécessité du recours à ces pra-
ticiens, pour l'administration de cette méthode végétale.

Quant aux maladies vermineuses, partie
si intéressante de la médecine, malheureusement trop négligée, maladies qui affectent
l'espèce humaine à tout âge, mais spéciale-
ment l'enfance et l'adolescence, maladies
presque toujours compliquées aux autres maladies les plus graves, sur-tout, lorsqu'il **y**
a miasmes putrides ;

Dans ces hypothèses, le docteur Poli de
Blanchet ne cessera de recommander l'usage
du sirop n.º 2, administré avec prudence,
suivant l'âge et le tempérament du sujet, et
avec les interstices que la sagesse du praticien croira nécessaires, et en aidant les
effets salutaires par l'usage de boissons pré-
parées, tantôt avec des infusions ou des
décoctions *d'amaricus* ou majorana, *d'ortica maxima*, les feuilles, de chaque une
pincée, infusée à chaud dans une pinte
d'eau, et macérée pendant la nuit dans un
vase bien clos, édulcorée avec le sirop de
limon pour en boire à volonté : quelquefois
on ajoute à cette infusion demi-once graines

écrasées de *creta-marina* ou fenouil-marin.

Lorsqu'il sera question de combattre les vers ténia , outre l'usage du sirop n.° 2 , il convient que les sujets usent pour boisson d'une tisane composée, feuilles de tormentilla , une once ; *mucus marinus* ou coraline, camaléon blanc, deux onces de chaque , pour une livre et demie d'eau macérée pendant douze heures sous les cendres chaudes.

Au surplus , pour la description des différentes espèces de vers , des accidens qu'ils occasionent , et de la réussite par la présente méthode , le docteur Poli de Blanchet se réfère à son *Instruction au peuple sur les vers et les maladies vermineuses* , brochure de quarante pages , imprimée à Lyon en 1806, qui se trouve chez lui, et qui se vend chez Dervieu , au cabinet littéraire , rue St-Dominique.

Le docteur Poli de Blanchet termine cette publication , qui est une offrande amicale qu'il fait à l'humanité souffrante, et il ne lui restera qu'un seul regret, celui de l'inobservation, dans cet ouvrage , du purisme parfait , enfin de cet élégant laconisme propre à la langue française ; mais on considèrera qu'il a écrit dans un idiome qui n'est pas sa langue mère : et il finit par cette invocation :

Puissent tous les médecins, amis de la nature et de l'humanité, publier leurs observations-pratiques ; ils y sont appelés par la voix de l'honneur et par celle du Héros qui a su et sait étonner les deux mondes, et promulguer les fruits de leurs recherches : car les travaux et les découvertes du médecin appartienent au monde entier.

COROLLAIRE.

Satyrium trifolium.—Testicules de Prêtres.

Tanacetum. — Athanasia *ou* Tanaise.

Helcine *ou* herbe Muralis. — Pariétaire.

Hydropiper. — Persicaria *ou* Curage.

Viola purpurea. — Violette de Mars.

Asarina. — Asarine.

Nielle bâtarde.

Œuillet de jardin.

Dictamum album. — Dictame blanc.

Amaricus. — Majorana.

Mentha. — Chevarina.

Ortica maxima. — Ortie de la seconde espèce.

Scrofularia major. — Scrofulaire.

Horminium. — Orvale.

Crithamum *ou* Crête-Marine. — Fenouil-
  Marin.

Smilax aspera. — Salsepareille.

Tormentilla. — Tormentille.

Lithospermum majus. — Fermil *ou* herbe aux Perles.

Adiantum capillus Veneris. — Cheveux de Vénus.

Filicula. — Polipode de chêne.

Lichen epatica. — Lichen épatique.

Mucus marinus. — Caroline.

Chamaléon albus. — Camaléon blanc *ou* Carline.

Consolida major. — Grande Consoude.

Polmonaria. — Herbe aux Poumons.

Graine de Citron , d'Orange amer et de Citrouille.

Amande douce.

Mauve , Guimauve , Fleurs , Feuilles et Racine.

Graines de Lin et de Chanvre.

Racines d'Asperge et de Fraisier.

Limons et Citrons en nature.

Solanum Scandens *ou* Dulcamara. — Douce-Amère.

Cicutaria. — Persil d'Ane.

Rhubarbe.

Saponnaire , Bourrache.

Nymphéa.

Lapis sauvage, Racine de Patience.

Capillaire du Canada.

Écorce Péruvienne. — Quinquina.

Fleurs de Safran Oriental.

Aristolosse ronde.

Roseau indigène.

Dulcis Radis. — Réglisse.

Bardane, la grande.

Raifort sauvage.

L'Aunée.

Cerfeuil, Chicorée sauvage, Endive, Agri-
    moine.

Buglose, Pourpier, Pimprenelle, Laitue.

Bois de buis et de genevrier.

Séné et Anis.

Fumeterre et fleurs d'Ortie blanche.

Cloportes.

Gayac, Squine, Salsafras.

Baumes du Canada et du Pérou.

Sirops de Résimum et de Calbas.

Sirop anti-scorbutique.

Eau de fleurs d'Orange.

Nota. Pendant que cet ouvrage est sous presse , il paroît à Lyon , le Journal de Médecine du mois de novembre 1810 , dans lequel est inséré l'essai et observation sur la *non-identité* des virus gonorrhoique et syphillitique, par le docteur G. G. Lafont-Gonzé; cette prétendue nouvelle découverte, faite par un esprit vraiment observateur, et appuyée du système d'un de nos plus respectables professeurs , M. Percy , n'est que conjecturale , et en ce moment totalement problématique.

Le docteur Poli de Blanchet verra avec satisfaction le vœu de son auteur s'accomplir ; mais , comme il l'a prévu lui-même , il rencontrera des contradicteurs.

Au reste , la méthode végétale contenue dans cet ouvrage a toujours, depuis environ cinquante ans , combattu victorieusement les maladies dont il est question , sous quelle dénomination qu'on veuille les présenter , moyennant les gradations du remède principal , et accompagné des accessoires indiqués suivant les symptômes caractéristiques.

FIN.

www.ingramcontent.com/pod-product-compliance
Ingram Content Group UK Ltd.
Pitfield, Milton Keynes, MK11 3LW, UK
UKHW022344120726
13694UKWH00004B/1675